DE LA GUÉRISON DE LA CATARACTE

SANS L'OPÉRATION

DE L'IRIDECTOMIE

PAR LE

DOCTEUR MORISOT

MÉDECIN OCULISTE A LOURDES

OFFICIER D'ACADÉMIE

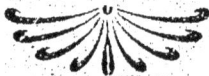

TARBES

Imprimerie Saint-Joseph, 24 *bis*, Rue Eugène Ténot

1909

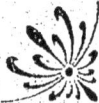

De la guérison de la Cataracte

Sans l'opération

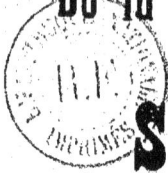

DE L'IRIDECTOMIE

PAR LE

DOCTEUR MORISOT

MÉDECIN OCULISTE A LOURDES — OFFICIER D'ACADÉMIE

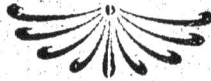

TARBES

Imprimerie Saint-Joseph, 24 bis, Rue Eugène Ténot

1909

De la guérison de la CATARACTE

SANS L'OPÉRATION

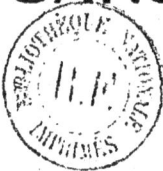

DE L'IRIDECTOMIE

De tout temps la guérison de la cataracte par les procédés indépendants de la chirurgie, c'est-à-dire appartenant au domaine purement médical, a été l'objet de recherches des auteurs, sans aboutir à aucun résultat. Je ne rappelle que pour mémoire les traitements par l'iode et ses composés, les injections d'ammoniaque, le mercure et l'huile phosphorée qui en formaient la base.

Il était cependant naturel que vu les difficultés opératoires dues à la douleur de l'intervention à une époque où les anesthésiques locaux n'étaient pas connus, et les terribles suites par défaut d'asepsie, les malades ne fussent guère encouragés à avoir recours à la chirurgie et tandis que les cas de guérison étaient l'exception il y a seulement 60 ans, la proportion est renversée aujourd'hui, car une cataracte normale opérée dans toutes les conditions scientifiques désirables aboutit à un bon résultat. Je ne craindrai pas d'affirmer que le traitement chirurgical ne provoque ni douleurs, et n'engendre presque jamais de suites fâcheuses par rapport aux traitements médicaux ou les moyens annoncés plus haut.

L'insuccès de ces traitements est dû à deux causes principales : 1° Il est impossible d'obtenir la résorption d'un organe sclérosé, c'est-à-dire dont la transformation microscopique a changé la constitution du tissu.

2° Il faudrait que le produit qui serait capable d'opérer cette transformation pût être apporté dans l'intérieur de l'œil pour pénétrer le cristallin, soit par la voie sanguine, soit directement par injections intraoculaires. Les tissus organiques qui ont la propriété d'acquérir une consistance plus souple sans l'influence des iodures alcalins sont totalement insensibles à cette action quand il s'agit de la cataracte ; on voit même quelquefois son processus augmenter d'intensité sous l'influence de l'iodure de potassium. Force est donc de s'adresser au traitement chirurgical et de choisir le procédé qui mutile l'œil le moins possible, en tenant compte bien entendu du malade, du genre de cataracte, et de l'habileté de l'opérateur, qui constitue en oculistique plus que dans toute autre partie de la chirurgie un facteur important de la réussite, et cette dernière acquiert parfois un tel degré qu'un œil opéré de cataracte est souvent en tous points semblable à l'œil du même malade, qui non atteint de cataracte n'aurait pas été opéré. Mais il y

a lieu de noter l'action de la nature toujours bien-
faisante pour venir compléter par son travail secret
celui que la main de la science a mis tant d'années à éla-
borer. C'est cet échange nutritif qui se produit dans
l'intérieur des tissus que nous devons constater avec
une pieuse admiration dont la clef nous échappe,
tant il est vrai de répéter que la science et la religion
sont sœurs.

En possession de ces trois données indispensables
et du domaine de la science, qui sont : l'antisepsie,
l'anesthésie locale et la compassion de l'opérateur
vis-à-vis de son malade, lui permettant de traiter son
patient avec toute la douceur nécessaire puisque ce
dernier n'étant pas endormi assiste à tous les temps
de l'intervention, la proportion des malades guéris
par les meilleurs procédés actuels est de neuf sur dix
opérés. Je dois ajouter que tout acte d'apparence bru-
tale doit être soigneusement écarté, et dans ma pratique personnelle, je n'ai jamais fait tenir le malade
ou seulement la tête par un aide, fait qui épouvante
le patient et peut l'entraîner aux plus fâcheux mouvements. Le mieux est de ne pas oublier que les pa-
roles réconfortantes sont un précieux adjuvant pour
l'opéré et l'opérateur par suite.

Quel est donc ce procédé qui permettra d'extraire
le cristallin le plus simplement possible ? La lentille
étant placée derrière l'iris et parallèlement à lui, il
faut que le cristallin opaque parvienne à passer à
travers l'orifice pupillaire, pour de là gagner la chambre antérieure et la plaie. Or, il semblerait qu'en

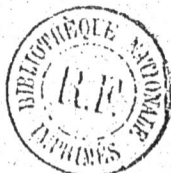

traitant l'œil opéré par l'atropine quelques jours avant l'opération, on obtiendrait une large pupille qui serait un meilleur passage au cristallin. Mais par un mouvement réflexe, de défense de l'iris, on constate qu'aussitôt la section de la cornée effectuée, l'iris se contracte et la pupille se ferme. Quelques heures après que le malade est sous le bandeau, la pupille obéissant à l'action de l'atropine se dilate de nouveau et l'iris a beaucoup de chances de subir un enclavement dont la plaie empêchera la cicatrisation, favorisera ainsi la fonte de l'œil soit par suppuration, soit par perte du corps vitré. Ce procédé médicamenteux destiné à dilater le sphincter irien est donc des plus dangereux par ses suites. Il faudra donc avoir recours à un moyen chirurgical pour frayer un passage au corps du délit. Ce moyen est l'Iridectomie. Imaginons un diaphragme circulaire percé en son centre d'une ouverture concentrique qui en l'espèce est comparable à la pupille. Le moyen le plus simple de rendre l'ouverture centrale plus large est de réunir les deux circonférences par une section (*Iridectomie*). Nous obtenons dès ce moment une boutonnière agrandie, comparable à un trou de serrure, dont l'ouverture circulaire est représentée par l'ancienne pupille. L'avantage sera de pouvoir extraire plus facilement le cristallin, facilité appréciable pour l'opérateur, mais présentant aussi des inconvénients pour le malade en vertu de ce principe d'optique physiologique qui paraît paradoxal, c'est que nous percevons plus nettement une image à travers une faible ouverture qu'à travers une large section,

On doit donc placer en parallèle les avantages de
l'Iridectomie, ses inconvénients et en conclure une li-
gne de conduite qui d'ailleurs ne peut être intangible,
car, en science biologique, comme en toute autre, il
y a, à côté des principes théoriques leur application à
la pratique et cette dernière doit avoir parfois le des-
sus, selon le cas en présence duquel on se trouve qui
varie :

1º Avec chaque espèce de cataracte ;
2º Avec le mode d'extraction ;
3º Avec chaque malade.

1º Variétés de cataractes

Le cas le plus fréquent est la cataracte sénile or-
dinaire ; mais il convient d'y joindre les cataractes
pathologiques avec ou sans adhérences iriennes (cataractes traumatiques) dues à une inflammation intra-
oculaire ayant pu durer plusieurs mois, et les cataractes congénitales.

1º Lorsque la cataracte sénile est le résultat d'une
évolution quasi normale, n'ayant entraîné aucune
souffrance, il est nécessaire, pour obtenir un bon résultat, qu'elle soit mûre sans l'être à l'excès. (1) Il

_____

(1) Une cataracte peut être assimilée à un noyau de cerise qui
s'extrait par simple pression sans blesser le fruit quand ce dernier est mûr à point, mais qui décharge la pulpe si le fruit est
incomplètement mûr ou à l'excès, ayant subi un commencement
de sécheresse. Dans ces deux cas le noyau est adhérent et l'issue
en est impossible sans entraîner quelques parcelles de parties
molles, lesquelles dans le cas de l'œil représentent une partie de
l'humeur vitrée.

serait puéril de mutiler l'iris pour livrer passage au cristallin facilement enucléable sauf maladresse opératoire. Cependant si après l'extraction du cristallin quelques masses molles restaient dans le champ pupillaire, il peut être impossible de les expulser sans frayer un passage à travers l'iris, l'Iridectomie doit être faite aussitôt tout comme lorsque l'iris herné dans la plaie, refuse de rentrer à sa place normale, fait qui se produit dans des cas de tension exagérée du globe oculaire ou chez le malade sujet à la toux (asthmatique.)

2° Dans certaines cataractes pathologiques, l'iris présente des adhérences avec le cristallin, l'Iridectomie s'impose alors, et de ce fait les synéchies étant rompues, le cristallin est expulsé sans pressions sur le globe oculaire qui pourraient être de la plus haute gravité en vidant l'œil de son corps vitré. Les cataractes devant être ainsi traitées sont toujours anormales, car elles sont le résultat d'un processus inflamatoire. Généralement traumatiques, elles peuvent provenir aussi d'un état général (diabète, albuminurie, syphilis, rhumatismes), glaucomateuses dues à une hypertension de l'œil ou myopiques. Les malades atteints de telles cataractes doivent être soigneusement examinés avant toute intervention et mieux vaut quelquefois ne pas les opérer, le remède serait pire que le mal. Mais bien des aveugles appartenant à ces catégories sont très opérables cependant.

3° *Cataracte congénitale.* — Cette affection résulte d'un processus intra-uterin incomplètement connu,

Tantôt l'enfant naît avec une cataracte complète, molle, laiteuse qui doit s'opérer dans les deux ou trois premières années de la naissance. L'Iridectomie est presque toujours inutile d'autant plus que la consistance du cristallin permet l'aspiration. Mais dans les cas ou le cristallin incomplètement opaque permet une certaine acuité visuelle, le mieux est d'attendre pendant quelques années la résorption des masses opaques qui se produit assez souvent d'elle-même. Dans d'autres cas une simple Iridectomie pourra suffire et ce n'est que lorsque l'enfant ayant atteint l'âge de 8 ou 9 ans ne peut plus lire avec facilité qu'il y a lieu de procéder à l'extraction du noyau opaque, qui, d'ailleurs, dans ces cas de cataracte comme dans tous les autres sans exception aucune ne se reproduit plus. Des verres convergents équivalant au nombre de dioptries suffisant pour permettre une image rétinienne nette pour la vision de loin et pour le travail sont nécessaires, selon la loi commune à tous les opérés de cataracte. Je dois ajouter pour être complet que bien des cataractes congéniales ne nécessitent non seulement pas d'Iridectomie, mais pas même d'extraction. Dans certaines variétés il suffit en effet de piquer le cristallin à travers la chambre antérieure, pour qu'au bout de peu de jours l'humeur aqueuse pénétrant l'intérieur du cristallin laiteux le fasse en quelque sorte dissoudre par intussusception.

2° Modes d'extraction

L'extraction de la cataracte, telle qu'elle se pratique généralement aujourd'hui, dérive de la méthode qu'un français, Daviel, inaugura en 1745. A cette époque l'antisepsie n'était pas connue et les insuccès étaient fréquents par suite de suppuration. L'extraction était aussi très douloureuse car on ne possédait aucun analgésique local. Cette méthode fut remplacée par celle de l'allemand de Graefe. Dans le premier cas on taillait un lambeau cornéen ayant l'avantage de donner issue à toutes les masses corticoles accompagnant la cataracte ; cette dernière était donc toujours extraite dans son entier, mais comme le lambeau occupait un petit cercle de la cornée, formant une large boutonnière dont les bords ne se cicatrisent pas facilement, les succès étaient l'exception. — Telle est la raison pour laquelle de Graefe fit une petite ouverture suivant un grand cercle cornéen, mais l'extraction étant souvent impossible d'une façon totale, il fallut joindre à cette méthode l'Iridectomie, d'où le nom d'extraction linéaire combinée. (1) Le résultat fut meilleur au moins pour les cataractes demi-molles, mais les noyaux très sclérosés ne pouvaient être extraits.

(1) On appelle section de grand cercle d'une sphère, une section qui, prolongée, passerait par le centre ; une section de petit cercle ne comprend pas ce dernier. Si dans une cerise on exécute deux telles sections, la première donnera une boutonnière moins souple que la deuxième, mais en revanche se coaptera plus facilement.

C'est alors que l'antisepsie et les analgésiques furent connus; on reprit la vieille méthode de Daviel, mais en ne faisant plus la section de la cornée que sur les deux cinquièmes de son diamètre et non dans sa moitié. C'est là la méthode actuelle tout à fait indolore, mais certains auteurs y appliquent encore l'Iridectomie à tous les cas, d'autres n'y ont recours que dans les cas étudiés plus haut. Pour ma part, j'estime qu'il est préférable de traumatiser l'œil le moins possible, et comme la section de l'iris est le seul temps de l'opération qui soit douloureux et dangereux par suite des complications qui surviennent du fait des mouvements du malade, ce n'est que comme pis aller que j'ai recours à ce procédé.

Si l'extraction de la cataracte sans l'Iridectomie présente donc quelques difficultés supplémentaires pour l'opérateur, j'estime que ce dernier est bien payé de retour par la satisfaction d'avoir conservé à son patient une pupille ronde n'occasionnant aucun éblouissement à l'opéré et de l'effet le meilleur, car si la chirurgie doit rendre l'usage d'un organe, elle doit en altérer le moins possible les formes.

3° Catégories des malades

L'idéal pour l'opérateur est d'avoir à opérer une cataracte sénile assez mûre, sans exagération cependant, car dans ces cas il peut se présenter de fâcheuses surprises ; mais l'âge n'entre pas en cause, j'ai eu opéré des malades arrivés à 90 ans.

Que le malade soit docile, n'ayant pas eu d'affec-
tions oculaires graves, non diabétique ou albuminu-
rique, sans tare nerveuse, et exempt d'affection pul-
monaire.

L'Iridectomie est inutile. Au contraire un malade
qui par des mouvements volontaires ou dûs à la toux
peut provoquer une hernie de l'iris, devra être opéré avec l'Iridectomie. Cependant, en pratique, beaucoup de sang-froid, de la douceur, jointe à l'habileté et la pratique, sont autant d'avantages qui
permettent l'extraction simple.

Je dois ici dire un mot de l'Iridectomie préventive
que certains auteurs pratiquent quelques semaines
avant l'extraction de la cataracte. Pour ma part, je
condamne ce procédé auquel je ne reconnais aucun
avantage mais qui présente l'inconvénient de faire
subir deux opérations au malade, de lui occasionner
des souffrances par cette première intervention qui
pourra le dissuader de la deuxième, la seule efficace,
qui multiplie les chances de suppuration, car la coap-
tation du lambeau se fait plus difficilement quand
celui-ci a déjà reçu une première impression du
bistouri, et qui par le fait d'exiger que le malade
reste couché peut occasionner une congestion pulmo-
naire des plus graves à l'âge où l'on opère ces malades.

Puissent les lignes précédentes arriver à être con-
nues des malades et les décider à une intervention
simple, guérissant sans retour l'affection qui aura pu
les attrister si longtemps. Ce bienfait est dû aux

progrès de la chirurgie qui est ici d'autant plus géné-
reuse qu'elle s'applique à notre plus noble organe
des sens et qu'elle est aidée par ce travail du domaine
qui nous échappe et qui est le complément indis-
pensable de toute intervention chirurgicale.

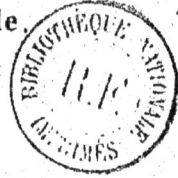

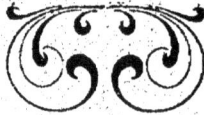

TARBES. — Imprimerie Saint-Joseph, 24 *bis*, rue Eugène Ténot.

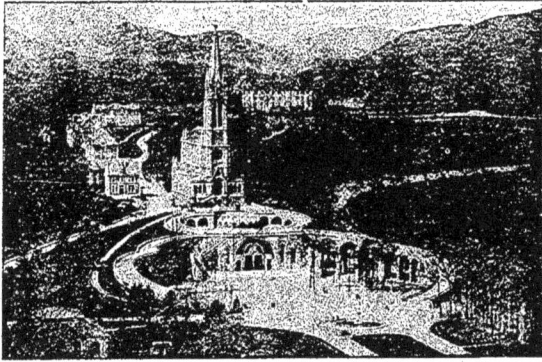

www.ingramcontent.com/pod-product-compliance
Lightning Source LLC
Chambersburg PA
CBHW050445210326
41520CB00019B/6081